OBSTÉTRIQUE PRATIQUE

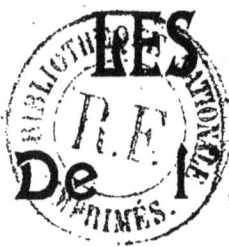

LES PRÉPARATIFS
De l'Accouchement

PAR

LE DOCTEUR FLANDRIN

Médecin-Accoucheur de l'Hôpital de Grenoble

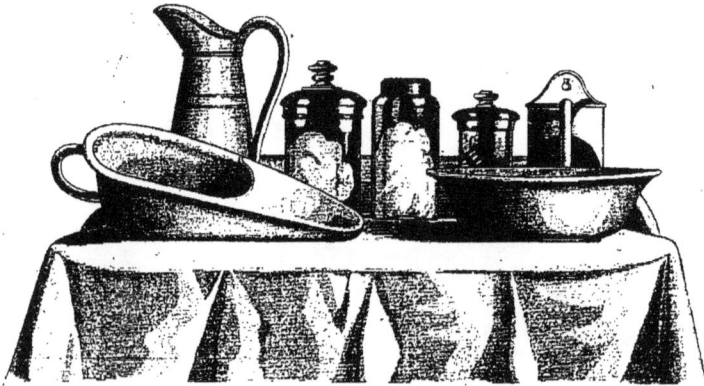

GRENOBLE

IMPRIMERIE ALLIER FRÈRES

26, COURS SAINT-ANDRÉ, 26

1902

Obstétrique

Pratique

OBSTÉTRIQUE PRATIQUE

LES PRÉPARATIFS De l'Accouchement

PAR

Le docteur FLANDRIN

Médecin-Accoucheur de l'Hôpital de Grenoble

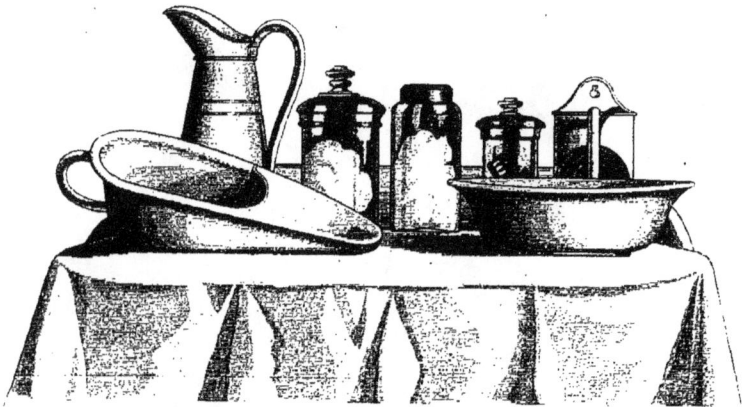

GRENOBLE

IMPRIMERIE ALLIER FRÈRES

26, COURS SAINT-ANDRÉ, 26

1902

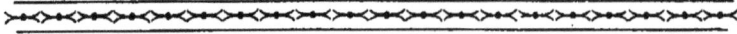

Le Péril Microbien

L'Accouchée est une blessée.

La plaie utérine, profondément située, est plus inaccessible aux pansements qu'à la progresion de proche en proche jusqu'à elle des microbes toujours prêts à l'envahir.

Le canal vagino-vulvaire, particulièrement vers les régions les plus externes, est, après l'accouchement, le siège d'érosions et de plaies plus ou moins étendues, et ceci d'une façon constante.

La pensée dominante des soins qui entourent l'accouchée, au moment de la parturition, doit être d'empêcher au maximum l'arrivée et la pullulation, en ces points, des germes morbides.

Ceux-ci existent partout autour de nous ; ils sont partie de la poussière impalpable qui nous entoure ; nous les portons sur nous-mêmes.

Mais nous pouvons beaucoup contre eux ; il faut même nous imprégner de cette idée que nous pouvons tout.

Or, nous savons d'autre part, d'une manière formelle, que les microbes sont la cause des maladies immédiates des suites de couches, celles-ci se résumant en une seule entité : l'*Infection*.

Contre celle-ci, il nous faut réaliser le maximum de défense. Nous le pouvons à l'aide d'une méthode, l'*antisepsie,* dont le but est l'*asepsie*.

Nous allons tenter de montrer par quels moyens pratiques, à l'aide de quelles précautions, grâce à quel outillage, il est possible de réaliser *partout et toujours* le minimum essentiel des desiderata de l'asepsie obstétricale.

L'Eau.

L'eau flue dans nos demeures.

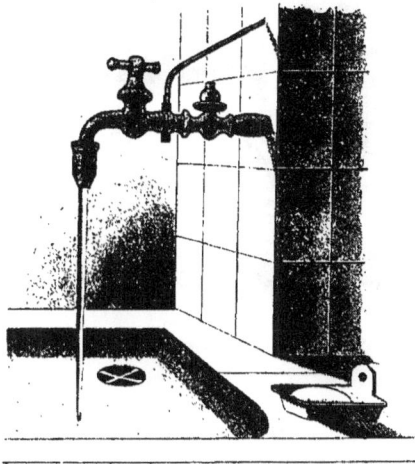

Fig. 1. — Le robinet d'évier.

Si ce confort, qui devrait être la première condition de l'hygiène sociale, n'est pas réalisé, il ne faut pas hésiter à aller chercher, loin parfois du lit de l'accouchée (c'est assez la règle à la campagne), l'eau fluente à laquelle on pourra se laver les mains.

Un robinet haut placé, bien détaché du mur et versant l'eau en abondance sur une simple pierre d'évier, est de beaucoup préférable au robinet du lavabo de salon de coiffure, transporté au milieu du plus élégant cabinet de toilette; robinet bas et court, bavant l'eau dans une cuvette contre les parois de laquelle les mains viennent forcément frotter à chaque mouvement, et qui réalise en somme, dans

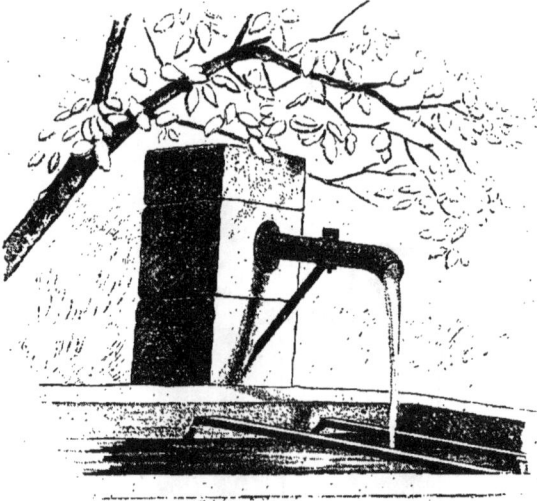

Fig. 2. — Le lavabo de campagne.

des conditions à peine meilleures, la lamentable cuvette remplie d'eau à l'avance et dans laquelle, non seulement les mains ne se lavent pas, mais où pire ! la souillure d'une partie se répand en un bain septique sur la totalité.

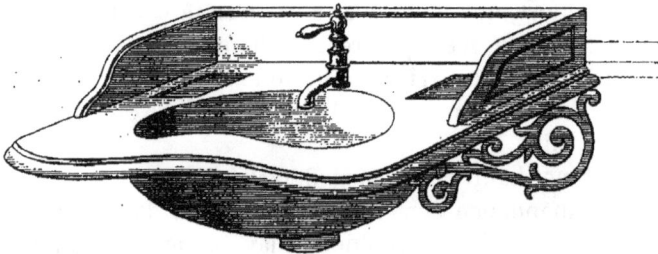

Fig. 3. — Luxueux d'aspect, mais pauvre d'asepsie.

Eau bouillie.

Quelle que soit la source d'où elle vienne, robinet fluent ou réservoir stagnant, l'eau n'est jamais, médicalement parlant, pure.

Dire que les substances antiseptiques qu'on y fera dissoudre suffisent à la débarrasser de tout germe morbide, c'est exprimer une vérité ; mais une telle pratique serait loin de la perfection qu'il faut s'efforcer toujours d'atteindre.

L'eau qui servira aux pansements de l'accouchée et à la désinfection dernière des mains et des bras de celui ou de celle qui l'assiste doit être *bouillie*.

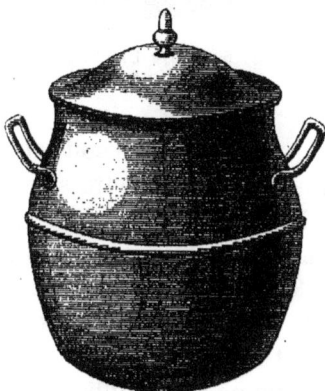

Il faut toujours en avoir d'avance une quantité suffisante, soit dix litres environ.

Un grand récipient quelconque, muni d'un couvercle (indispensable), peut servir à cet effet, mais le mieux est une marmite en métal émaillé.

La marmite à faire bouillir l'eau est nettoyée de toute poussière, rincée à l'eau, égouttée, flambée intérieurement à l'alcool à brûler, puis alors seulement remplie d'eau et mise sur le feu.

Fig. 4. — La marmite pour faire bouillir l'eau.

Eau bouillie refroidie.

Lorsque l'eau a pris un gros bout pendant cinq minutes environ, on la met refroidir.

Il est incommode pour ses manipulations futures de la

laisser dans la grande marmite, et il est indispensable alors de la transvaser dans un récipient plus commode.

Le meilleur, à cet égard, est un broc à toilette en métal émaillé, *sans couvercle*.

Ce broc, rincé, égoutté, est flambé intérieurement à l'alcool.

Une fois rempli de l'eau à refroidir, on le recouvre soit d'un taffetas mince que l'on a fait préalablement bouillir (ce qui est très bien); soit d'un linge bouilli dans de l'eau pure ou dans une solution antiseptique

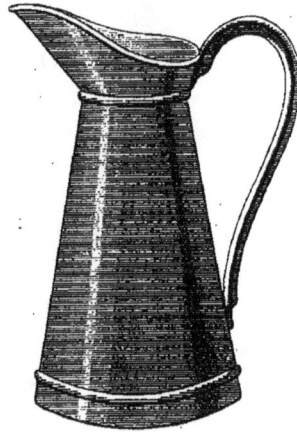

Fig. 5. — Le broc pour l'eau bouillie refroidie.

(ce qui est bien); soit enfin d'une simple serviette sortant de la lessive et formant, à l'aide d'une épingle de sûreté qui la fronce sous le bec du broc, un couvercle mobile (ce qui est moins bien, mais plus pratique et très suffisant).

Un seul broc suffit pour les cas normaux et non compliqués; il est bon d'en avoir deux et même trois dans certains cas, tels que lavages intra-utérins, au cours d'infection puerpérale.

Le broc doit avoir une contenance de sept à huit litres, connue d'avance.

L'eau bouillie servira pour le rinçage des mains de la per-

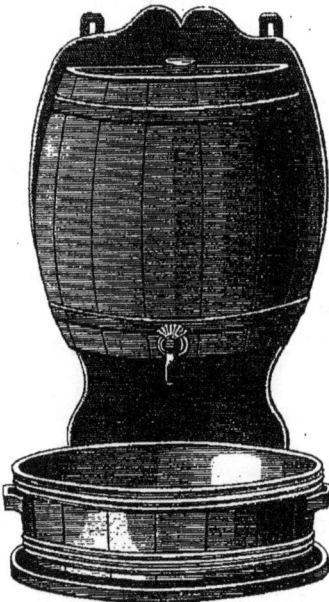

Fig. 6. — Le lavabo pour solutions antiseptiques.

sonne qui fait l'accouchement et pour les pansements de l'accouchée (injections vaginales, lavages externes).

Rinçage des mains.

A défaut de lavabo du modèle de ceux qui sont en usage dans les Maternités et que l'on remplit de solutions antiseptiques pour lavage des mains, une simple cuvette peut suffire.

Elle doit être assez grande.

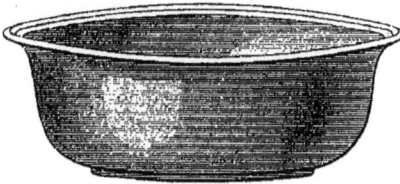

On la rince, égoutte, flambe à l'alcool *avant chaque pansement*, et dans l'intervalle on la recouvre d'un taffetas bouilli ou d'une serviette récemment lessivée.

Fig. 7. — Cuvette pour rinçage des mains.

C'est dans cette cuvette remplie d'une solution antiseptique à l'eau bouillie, *renouvelée à chaque ablution,* que se plongent les mains qui viennent de subir sous le robinet d'eau fluente un nettoyage prolongé au savon, au cure-ongles et à la brosse.

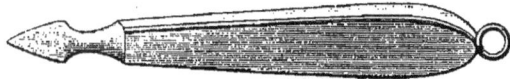

Fig. 8. — Le cure-ongles.

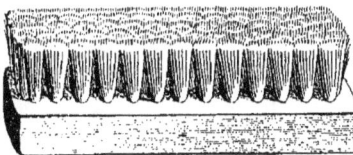

Fig. 9. — La meilleure brosse à ongles.

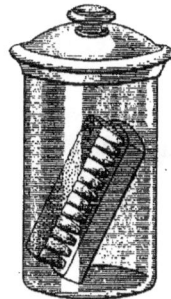

Fig. 10. — La brosse à ongles dans la solution de sublimé.

Il faut une brosse pour le lavage à l'eau pure et au savon.

Il en faut une seconde pour le rinçage en solution antiseptique, et cette dernière préalablement et fréquemment bouillie reste continuellement plongée dans un vase rempli d'une solution antiseptique forte, sublimé à $\frac{1}{1000}$ par exemple.

Pansements de l'Accouchée.

Avant et après chaque examen (toucher) au cours du travail de l'accouchement : injection vaginale antiseptique et toilette extérieure ;

Au cours des suites de couches : injection vaginale et toilette externe bi-quotidiennes ; tel est le minimum des soins, tels sont aussi les soins suffisants.

L'instrumentation nécessaire à cet effet est la suivante :

1° Une *douche* en métal émaillé, *sans couvercle*, d'une contenance de deux litres. A cette douche s'adapte un tube en caoutchouc rouge de deux mètres de long, et à ce tube une canule en verre droite, à portion rétrécie pour l'ajustage du caoutchouc et à orifice terminal unique.

La douche, rincée, égouttée, est flambée à l'alcool, puis sa partie supérieure est recouverte d'un taffetas ou d'une serviette propre.

Le tube de caoutchouc et la canule sont bouillis et une fois mis en

Fig. 11.—La douche à injection.

Fig. 12. — La canule à injection (modèle de Grenoble).

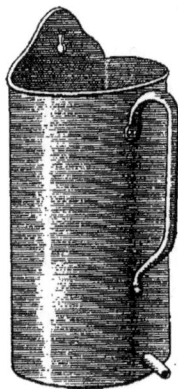

place avec des mains aseptisées (la canule toujours à l'intérieur de la douche), les vingt centimètres du tube de caoutchouc qui précèdent la canule et la canule elle-même ne doivent être touchés que par la personne qui procède aux pansements ;

2° L'eau des lavages s'écoule dans un récipient *le bassin,* qui n'est plus l'antique instrument en faïence *à manche,* incommode, pour l'accou-chée, insupportable pour celui qui fait les pansements, mais le bassin plat en métal émaillé, débarrassé des tu-yaux latéraux d'é-coulement dont les premiers modèles étaient affublés.

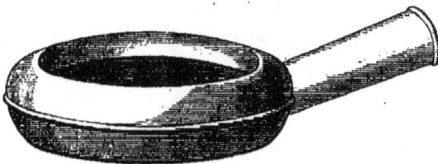

Fig. 13. — Le *bassin* dont il ne faut plus se servir.

Le bassin exactement rincé, extérieurement sur sa face inférieure plus qu'en tout autre point, doit toujours être tenu plié dans un linge à toi-lette, sur quelque meu-

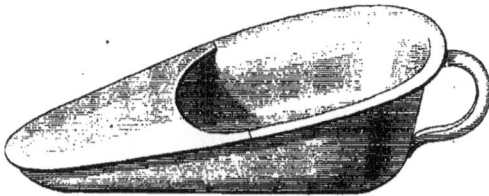

Fig. 14. — Le bassin commode et pratique.

ble ; jamais on ne doit le laisser traîner à terre où il pren-drait la poussière la plus nocive pour la porter ensuite dans la région du lit de l'accouchée qui doit être la plus propre ;

3° Le nettoyage des régions externes et le tamponnement des parties profondes se font à l'aide de ouate.

Les ouates fournies par le commerce sont chargées de principes antiseptiques divers.

Elles ne sont pas aseptisées autrement que par les préparations succesives qui les rendent hydrophiles et par les antiseptiques eux-mêmes y inclus.

Elles n'ont du reste pas de prétention à l'asepsie idéale, car avant ni après le roulage et le pliage, les paquets de ouate ainsi imprégnés ne pourraient subir la seule manipulation utile à cet effet, c'est-à-dire le passage à l'étuve à haute température.

Seule la ouate hydrophile non associée à des corps chimiques antiseptiques peut être traitée de la sorte.

Mais dans la pratique, ouate imprégnée de sublimé et ouate sortant de l'étuve se valent quand il s'agit de s'en servir.

Avant que le papier qui recouvre la première soit déchiré ou que la boîte de fer blanc qui renferme la seconde soit ouverte, on peut et l'on doit les considérer toutes deux comme aseptiques.

Aussi comme telles, sitôt mises à l'air, c'est-à-dire à la poussière inévitable, il faut se hâter de les placer, dans les meilleures conditions, à l'abri de la contamination qui les menace.

Pour cela on se munit d'un grand bocal en verre à large ouverture, de telle sorte que la main puisse y plonger sans forcément en toucher les parois, et muni d'un couvercle.

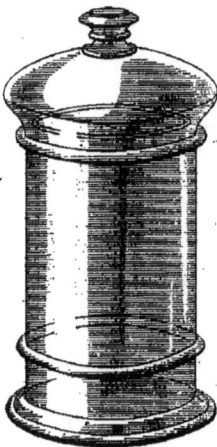 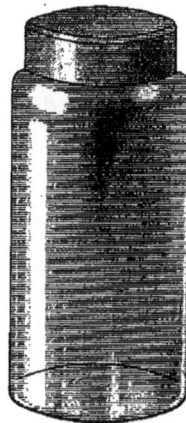

Fig. 15. Fig. 15 *bis.*

Bocaux pour la ouate.

Ce bocal, après rinçage et *non essuyage,* est aseptisé très suffisamment avec une solution antiseptique forte (0ᵍʳ,25 de sublimé dans un demi-verre d'eau bouillie chaude), égoutté et couvert.

Le paquet de ouate sorti de son enveloppe est alors divisé en morceaux de volume convenable aussitôt placés, à l'abri de la poussière, dans ce nouveau récipient d'où ils ne sortiront que touchés par des doigts aseptiques, au cours des pansements.

Une grande soupière, avec son couvercle, remplace très bien le bocal en verre que l'on n'a pas toujours immédiatement sous la main.

Il est utile d'avoir deux bocaux à coton, l'un pour les pansements de la mère (ouate au sublimé), l'autre pour les soins de l'enfant (cordon) et le pansement des seins (ouate boriquée).

Préparatifs d'ensemble.

Au moment de l'accouchement et pendant les suites de couches, il est dans la chambre de l'accouchée un meuble indispensable, — au milieu de la coutumière et innombrable quantité de ceux qui sont gênants, — c'est une table exclusivement affectée au pansement.

Une simple table de cuisine en bois blanc en est le plus parfait modèle ; on la recouvre d'une petite nappe et on y dispose tous les ustensiles que nous venons d'énumérer et dont nous allons, à ce propos, faire la récapitulation :

Les deux bocaux de ouate ;

Le bassin plat ;

La douche, son tube de caoutchouc et la canule en verre ;

La brosse à ongles, immergée dans une solution antiseptique ;

La cuvette pour immersions antiseptiques des mains ;

Le broc à toilette contenant l'eau bouillie.

La table à pansement est appuyée au mur ; pinçons entre

elle et celui-ci l'extrémité d'un drap qu'il est facile de rouler
et de replier sur lui-même en arrière des objets que nous y
avons mis ; puis, quand tout est en place, ramenons le côté
libre du drap en avant ; le broc, les bocaux, la douche et la

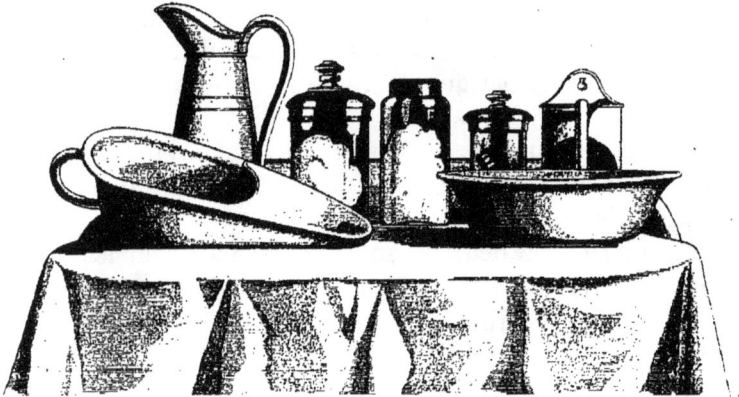

Fig. 16. — La table à pansement.

cuvette, du reste enveloppés chacun comme il a été indiqué
précédemment, sont désormais à l'abri de la poussière jusqu'au pansement suivant.

Il nous reste à parler d'un auxiliaire indispensable ; c'est
au mur, à un mètre au-dessus du plan du lit de travail ou de
repos, *un clou,* non pas un crochet, mais une simple *pointe*
un peu obliquement enfoncée, pour accrocher la douche à
injection. — Ce clou vaut un aide et combien plus habile et
moins encombrant !

La Pharmacie de l'Accouchement.

1°   Sublimé........... 0^{gr},25
          Acide tartrique.... 1^{gr}, »

pour un paquet n° 40.

Un paquet par litre d'eau bouillie.

Préparation de la solution de sublimé.

Le sublimé n'est pas soluble dans l'eau ; pour remédier à cet inconvénient on l'associe à l'acide tartrique, mais là encore, si l'on n'observe pas certaines règles, il n'est pas soluble davantage.

En effet, si dans les deux litres d'eau bouillie, à température convenable, préparés dans la douche à injection, on jette le contenu de deux des paquets de sublimé précédemment formulés, l'acide tartrique fond de suite comme le ferait du sucre en poudre, mais la solution ainsi obtenue est tellement diluée que le sublimé tombe au fond du récipient et ne fond pas. — On pense faire une injection ou un pansement avec une solution antiseptique de sublimé, et l'on se sert d'une solution anodine d'acide tartrique ; le mécompte pourrait être grave.

Anssi faut-il faire dissoudre à part, dans un demi-verre d'eau très chaude le mélange de sublimé et d'acide tartrique, ce qui est instantané grâce à la concentration de la solution tartrique et à l'action de la chaleur.

2°   Ouate au sublimé : un paquet de 125 grammes.

Celui-ci pour la mère.

      Ouate à l'acide borique : un paquet de 125 grammes.

Celui-là pour l'enfant.

3°   Acide thymique..... ⎫
          Acide tartrique...... ⎬ Aā... 10ᵍʳ.
          Soude caustique..... ⎭
          Eau bouillie .... 300ᵍʳ.

Une cuillerée à soupe pour un litre d'eau bouillie[1].

Cette solution trouve son application pour le rinçage des mains ; si elle ne possède pas le pouvoir antiseptique du

[1] Formule de notre confrère le Dʳ Hermite.

sublimé, du moins n'en a-t-elle pas les inconvénients (excoriations de la peau). — En outre, elle possède l'énorme avantage de fournir une solution savonneuse, glissante, — grâce à la soude qu'elle contient, — très utile pour le toucher et dans le cours d'interventions plus importantes.

Grâce à elle on peut heureusement se passer de vaseline et autres corps gras salissants et le plus souvent septiques.

4°   Acide borique...... 90ᵍʳ.

En trois paquets.

Un paquet par litre d'eau bouillie chaude, pour lavage des seins avant et après chaque tetée, soins du nouveau-né, yeux, etc.

5°   Poudre de talc..... 100ᵍʳ.

La meilleure des poudres pour l'enfant.

Recommandation importante.

Quel que soit le moment auquel se termine la grossesse, — les soins étant les mêmes aux premiers mois qu'à terme, — tout doit être réuni et préparé d'avance.

Le Lit de travail.

Rien ne repose comme un lit propre et bien fait.

L'accouchée a d'abord besoin de repos ; il faut donc qu'elle souffre, qu'elle peine et se démène sur un autre lit que celui où elle reposera durant ses suites de couches.

Ce lit provisoire est le *lit de travail*. Le meilleur est un lit démontable en fer, à une seule place, avec un sommier haut et un matelas.

On le prépare comme un lit ordinaire, mais en ayant soin de placer entre le drap et le matelas, sous la patiente, un imperméable (un mètre carré de *toile cirée* ou *caoutchoutée)* et au-dessous du matelas, en long, une planche suffisam-

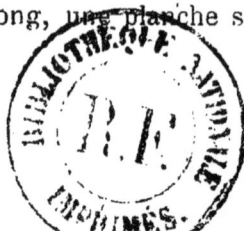

ment large et résistante, telle qu'une allonge de table ou une planche à repasser.

Cette planche est indispensable au moment de l'accouchement, elle fournit un plan rigide et détruit le creux néfaste du lit mou, au fond duquel l'on ne voit rien et l'on ne fait rien qui vaille.

Directement sous le siège de l'accouchée, on dispose un drap plié en trois dans le sens de sa longueur, roulé sur lui-même d'un côté et qui, remplié sous le matelas, peut s'enrouler par l'extrémité libre au fur et à mesure qu'il est souillé.

Le lit permanent de repos est disposé comme le précédent, sauf la planche dont on n'a plus besoin.

Interventions.

Lorsqu'il y a lieu d'intervenir au cours de l'accouchement (application de forceps, etc.), tout l'attirail précédent étant prêt, il faut un récipient suffisamment profond, allongé, qui

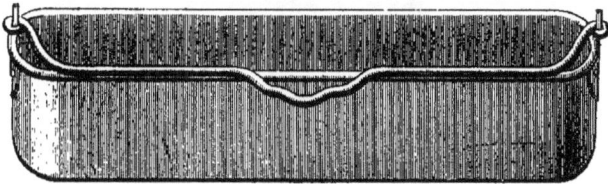

Fig. 17. — Pour faire flamber ou bouillir le forceps :
Une poissonnière.

permette de faire flamber ou bouillir les instruments dont on va se servir : c'est une *poissonnière* qui répond le mieux à ces nécessités.

Inutilité.

Il est un objet qu'il ne faut jamais offrir au cours du travail ou du pansement, et d'une façon générale chaque fois que l'on vient de se laver les mains (savonnage, toilette des

ongles, brossage, immersion dans un liquide antiseptique),
au moment en somme où l'on pourrait penser qu'il en est le
plus besoin, c'est un *essuie-mains*!

S'essuyer les mains à ce moment-là serait vouloir détruire
le bon effet de tout ce que l'on vient de faire, et rendre à
nouveau septiques les mains que l'on vient de prendre si
grand'peine à aseptiser!

Les Accessoires indispensables.

A faire bouillir et à maintenir dans une solution antiseptique au moment de l'accouchement :

Un gros fil de soie pour lier le cordon ;
Une aiguille d'Emmet ;
Des crins de Florence ;
Une sonde vésicale en caoutchouc rouge ;
Une sonde vésicale (de femme) en argent ;
Une paire de ciseaux.

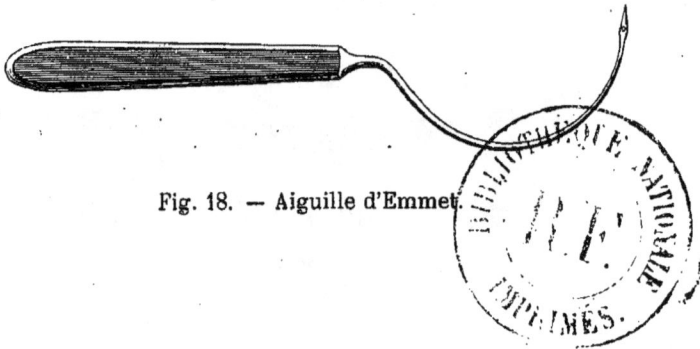

Fig. 18. — Aiguille d'Emmet.

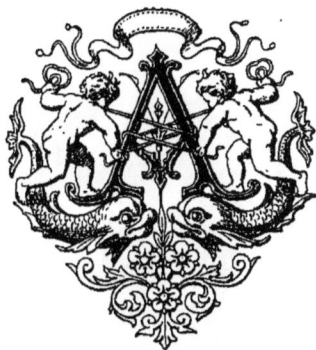

116

www.ingramcontent.com/pod-product-compliance
Lightning Source LLC
Chambersburg PA
CBHW060510200326
41520CB00017B/4979